MÉMOIRE

SUR UNE

ÉPIDÉMIE DE ROUGEOLE

Observée à Saint-Etienne,

PAR LE Dr PROSPER MILLION,

Médecin de l'Hôtel-Dieu,
Membre du Conseil d'Hygiène et de Salubrité,
Médecin des Epidémies.

SAINT-ETIENNE,
Imprimerie et lithographie de J. Pichon, rue Brossard, 9.
1865

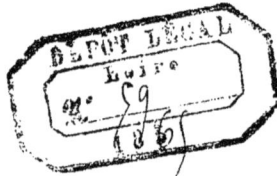

MÉMOIRE

SUR UNE ÉPIDÉMIE DE ROUGEOLE

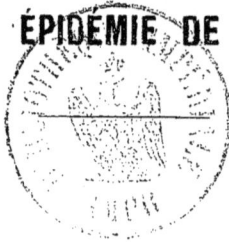

MÉMOIRE

SUR UNE

ÉPIDÉMIE DE ROUGEOLE

Observée à Saint-Etienne

PAR LE Dʳ PROSPER MILLION,

Médecin de l'Hôtel-Dieu,
Membre du Conseil d'Hygiène et de Salubrité,
Médecin des Épidémies.

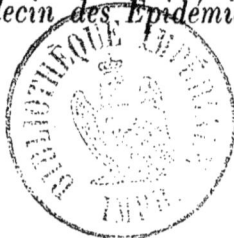

SAINT-ETIENNE,
Imprimerie et lithographie de J. Pichon, rue Brossard, 9.
1865

MÉMOIRE SUR UNE ÉPIDÉMIE DE ROUGEOLE

Observée à Saint-Etienne,

Par le docteur MILLION, Médecin de l'Hôtel-Dieu

Lu à la Société de Médecine de Saint-Etienne.

Pendant les derniers jours de l'hiver de **1862**, nous avions eu déjà l'occasion d'observer à Saint-Etienne quelques cas isolés de rougeole, principalement chez les enfants. — Dans le courant d'avril, cette maladie a frappé un nombre considérable d'individus, et elle a pris rapidement le caractère épidémique. Elle a régné toute la durée du printemps et jusqu'au mois de juillet où elle a fini par disparaître insensiblement. — Nous allons en retracer les principaux caractères.

Nous diviserons ce travail en une série d'articles où nous examinerons, successivement, les symptômes, les complications, la marche, le diagnostic, le pronostic, le traitement de la maladie. Nous nous expliquerons sur les questions de statistique et d'anatomie pathologique. — La symptômatologie sera divisée en deux parties, l'une relative à la description de l'éruption, l'autre à l'état général.

J'ai procédé d'abord à l'examen de l'éruption, bien que cette marche intervertisse l'ordre de l'évolution morbide, parce qu'elle a l'avantage de

placer de suite sous les yeux les traits caractéristiques de l'affection, de fixer immédiatement
l'opinion et de ne laisser aucun doute sur la
qualification de la maladie.

Dans l'article consacré aux complications, nous
aurons soin de rapporter quelques observations
importantes qui auront le double avantage de
faire connaître l'épidémie dans ses détails, et de
mettre en relief quelques éléments prépondérants
qui, à un instant donné, dominent toute la maladie, impriment leur cachet sur son ensemble,
et constituent la principale source des indications
thérapeutiques. Ces observations en faisant connaître la complication spéciale dont elles sont
l'objet, compléteront ainsi par des exemples isolés
la description générale de cette fièvre éruptive :
elles feront ressortir, sous ses différentes faces,
son caractère épidémique et les rapports qui
unissent entr'elles diverses manifestations morbides sur lesquelles nous aurons l'occasion de nous
arrêter.

Article 1er. — Symptôme.

Première Partie. — Etat local. — Exanthème.

Je commence par l'exposition des caractères
pathognomoniques, je ne dirai pas de l'épidémie
mais de la rougeole dans son acception ordinaire,
c'est-à-dire de l'éruption, et comme celle-ci se
développe également sur le tégument externe de
même que sur le tégument interne, j'examinerai
d'abord l'éruption cutanée, puis l'éruption muqueuse.

§ 1er. Eruption cutanée. — Rougeole proprement dite.

Elle commençait par se montrer au visage sous forme de petites éminences qui, au premier aspect, pouvaient en imposer pour une petite vérole. Cependant un examen plus minutieux de la disposition de l'exanthème ne permettait aucune confusion. — Ces éminences étaient acuminées; elles résultaient d'un soulèvement de la peau, et différaient des pustules varioliques qui offrent une dépression centrale ou ombiliquée, tandis que celles que nous décrivons présentaient une saillie centrale, acuminée et des facettes, partant de ce point, au nombre de trois ou quatre et séparées entr'elles par des angles plus ou moins saillants. — Ce sont donc de petites élevures pyramidales qui sont pareillement sensibles à la vue et au toucher, et que la pulpe du doigt distingue à son tour et ne confond pas davantage avec la sensation qu'il obtient, en se promenant sur les pustules varioliques, au moment de leur sortie.

Ces élevures ont une couleur rouge foncé, d'une intensité variable, parfois violâtre, d'une apparence lie de vin sur certains points et qui disparaît sous la pression du doigt.

Telle est la physionomie de cette éruption au premier jour de la sortie. — La rougeole n'est pas encore sensible sur le tronc et sur les membres, où la peau offre un certain degré d'injection et de turgescence. — Cette apparition boutonneuse, au visage, s'efface le deuxième jour, où les éminences pyramidales de couleur marbrée disparaissent et sont remplacées par des plaques d'une nuance particulière et toute spéciale, d'un rouge *sui generis,* qui se rapproche de la couleur des framboises arrivées à une entière maturité.

En même temps que la rougeole se présente au visage avec la disposition que nous venons de décrire, c'est-à-dire dès le deuxième jour, l'éruption s'est propagée sur le tronc et sur les membres où nous retrouvons des plaques de forme irrégulière que nous ne pouvons comparer à aucune figure bien déterminée. Elles ont des bords frangés; elles laissent entr'elles de petits intervalles où la peau conserve sa couleur naturelle, et si on examine avec plus d'attention, la vue et le toucher vous permettent de saisir une légère élevure, au-dessus du niveau de la peau, correspondant aux plaques rubéoliques. — La coloration est d'un rouge framboisé, comme au visage, mais d'une nuance un peu moins foncée... La couleur disparaît sous l'impression du doigt... Elle diminue aussi d'intensité et s'efface même, comme j'ai pu m'en assurer plusieurs fois, sous l'influence du froid; tandis que l'action de la chaleur, celle des vêtements et des couvertures, le séjour au lit..... donnent plus de relief à cette coloration.

Les pieds et les mains, le pourtour des malléoles et la région du poignet, sont des parties où l'éruption se faisait en dernier lieu, mais d'une manière moins complète, si je puis m'exprimer ainsi : elle y était à peine sensible; rarement on y retrouvait les plaques caractéristiques du visage et du reste du corps. Mais, quelquefois, et assez souvent même, la rougeole y provoquait une éruption de petites papules arrondies de 7 ou 8 millimètres de circonférence, présentant une saillie, d'une couleur rouge violacée, qui disparaissait à la pression et offrant la plus grande ressemblance avec les papules thoraciques de la fièvre typhoïde. Ces papules étaient assez sensibles pendant 36 à 40 heures environ ; puis elles disparaissaient sans donner lieu à une desquamation appréciable.

Dans le courant du deuxième jour, l'éruption accomplissait toute son expansion, toute sa jetée pour employer une expression vulgairement usitée. — C'était sa période *d'état ;* il y avait alors un gonflement assez prononcé à la peau du visage et aux extrémités des membres — Au troisième jour, elle conservait parfois, sous le rapport de la turgescence et de la couleur, le même aspect ; mais, plus ordinairement, les plaques avaient subi un certain degré d'affaissement, et leur nuance, surtout au visage, avait notablement perdu de son intensité. J'appellerai cette période de *déclin ;* on ne voyait pas encore de traces de délitescence, de décomposition ou de destruction physique des tissus morbides.

Au quatrième jour, au contraire, la desquamation commençait à s'effectuer. Elle avait lieu par le fendillement de l'épiderme qui se détachait en petits fragments, sous forme de lamelles, d'écailles dans certains endroits : à la partie anté-

rieure de la poitrine, aux joues..... sous forme
de poussière farineuse, en d'autres : aux paupières, au cou, par exemple. Cette opération se
faisait d'une manière à peine sensible, surtout,
quand l'éruption avait été très-discrète..... Mais
dans les cas de rougeole très-confluente, il était
très-facile de constater ce phénomène présentant
une certaine analogie avec celui qui se passe dans
la scarlatine, et néanmoins assez distinct de ce
dernier pour que le seul aspect des débris épider-
miques plus légers, plus minces et plus friables
dans la rougeole, suffise, à lui seul, pour établir
un caractère différentiel.

Je termine ce que j'ai à dire sur l'éruption
cutanée par la description des vestiges qu'elle
laisse à la surface de la peau, pendant les quinze
ou vingt jours qui accompagnent la période de
desquamation : je veux parler de la coloration
particulière que présentent les points occupés
primitivement par les plaques, qui se distingue-
ront dorénavant par une couleur d'abord rouge
cuivrée, puis chocolacée, puis marron foncé,
puis d'un brun de plus en plus clair, jusqu'à ce
qu'elles finissent par disparaître complétement.
— Ces taches ou maculatures sont surtout visi-
bles sur le dos et aux membres inférieurs, principalement aux jambes. Elles sont moins appa-
rentes chez les enfants et les adolescents et plus
prononcées, au contraire, chez les adultes et les
vieillards. — J'ai eu occasion d'observer dans
mon service, à l'Hôtel-Dieu, un homme âgé de
66 ans, chez lequel ces taches étaient encore bien
distinctes 35 jours après le passage de la rou-

geole. — J'ai observé aussi que le froid et le contact de l'air tendaient à les faire disparaître et qu'elles étaient plus sensibles chez les personnes alitées et sous l'influence de la chaleur.

§ 2. Eruption muqueuse.

On pouvait constater une inflammation spéciale sur la membrane muqueuse orbitaire, sur la muqueuse nazale, sur la muqueuse buccale et pharyngée. — D'autre part, les désordres symptômatiques fréquents qui régnaient du côté de la poitrine, du bas-ventre, des reins, permettent de supposer qu'ils n'étaient pas complétement étrangers à cette manifestation exanthématique qui se produisait ailleurs ; ou même que, par continuité de tissu ou par sympathie, ces surfaces muqueuses subissaient, de leur côté, une hyperhémie rubéolique appropriée à leur organisation....

Dans une épidémie de rougeole que nous avons observée, pendant l'hiver de 1858-59, dans la garnison de Saint-Etienne, et où nous avons eu l'occasion de pratiquer de nombreuses ouvertures cadavériques chez des sujets qui avaient succombé *pendant la période d'état de la maladie,* nous avons rencontré une inflammation constante des muqueuses digestives et pulmonaires, caractérisée par le boursouflement de ces membranes, l'injection du tissu sous-muqueux et son infiltration en certains points. — La muqueuse rénale offrait des caractères de congestion très-sensible, un sablé rouge constant,.... parfois un suintement hémorrhagique au niveau du bassinet et des cali-

ces, enfin des urines mélangées de sang. —
Toutefois, le caractère exanthémateux ne se recon-
naissait nulle part..... mais il est vrai de dire
qu'il ne se distinguait pas davantage sur la peau ;
qu'il s'efface complétement sur le cadavre et cesse
avec la vie. Je rapporterai, dans le cours de ce mé-
moire, une observation servant aussi à démontrer
la participation des surfaces muqueuses à cette
diacrise éruptive. — Je poursuis ma description.

A l'orbite, on observait un gonflement des
paupières et une sorte de blépharite granuleuse,
présentant une coloration d'un rouge brique, ou
rouge cuivré particulière, de la photophobie et
un larmoiement continuel et abondant. — Ces
caractères étaient tranchés dès le premier jour de
la maladie.

Au nez : tuméfaction des narines, rougeur violâtre de la membrane pituitaire, au niveau des
cornets; sécrétion séreuse, abondante, expulsée par
des éternuments incessants..... L'apparition de
ces phénomènes datait du deuxième jour.

Dans la bouche, la langue était généralement
blanche, couverte d'un enduit humide, muqueux,
piqueté de rouge à la pointe et bordée par un
liseré de même nuance, à son limbe. — Les gencives présentaient une coloration d'un rouge caractéristique imitant la couleur de la cerise. — Le
voile du palais, les piliers, l'arrière-gorge offraient
le même aspect. — Il n'y avait pas de gonflement, ou un gonflement à peine sensible des
amygdales. Cependant quelques malades se plai-
gnaient de dysphagie ; presque tous accusaient
un léger mal de gorge... Cet érythème muqueux

de la cavité buccale, apparent dès le premier jour, se montrait encore le lendemain. En générnl, il disparaissait le troisième jour, quelquefois it res - tait, à sa suite, sur les gencives, une petite bordure laiteuse, demi-transparente, qui se détachait en pellicules minces et qui laissait voir, à sa place, une légère inflammation du bord alvéolaire des gencives. — Ce caractère manquait souvent; il n'avait aucune importance pronostique; il ne coïncidait pas, avec l'apparition de fausses mem- branes, sur d'autres points de la bouche.

Deuxième Palie. — ETAT GÉNÉRAL. — FIÈVRE. CATARRHALE.

La maladie débutait par un frisson plus ou moins prononcé, mais le plus souvent, léger et imperceptible, accompagné d'une réaction fébrile en rapport avec lui, d'une chaleur douce et d'une transpiration modérée. — Les adultes accusaient une grande pesanteur de tête, quel- quefois une douleur aiguë, pongitive, à la région surciliaire et au nouveau des sinus frontaux, de la chaleur dans les yeux et de la photophobie, un cnchifrènement avec embarras et sàcheresse à la gorge, modifiant le timbre de la voix... de la soif, de l'anorexie..... Quelques nns toussérent dès le début; mais, en général, les symptôme du ca- tarrhe oculaire, nazale et bronchique étaient peu prononcés. — Tout au plus, alors, pendant les 24 ou 36 heures qui précédaient l'éruption, il y avait un peu de l'armoiement, de l'éternument et un écoulement nazal plus ou moins prononcé, un chatouillement incommode, au larynx et à la trachée avec une toux sèche et pénible, accidents qui cessaient quand l'éruption s'était complétée, c'est-à-dire, vers le quatrième ou cinquième jour. On pouvait comparer cet état prodromique à une forte courbature qui durait, ainsi, pendant deux ou trois jours, et qui se terminait le troisième ou quatrième jour par la sortie de l'éruption qui était plutôt discrète que confluente... La fièvre ne se soutenait que jusqu'au deuxième jour quelquefois seulement durant le premier jour de l'exanthème ; puis elle diminuait rapidement, et avec elle cessaient les symptômes de céphalalgie et de catarrhe dont nous avons parlé.

Bien que discrète, l'éruption donnait toujours lieu à une desquamation très-sensible, principalement sur la poitrine. Bien qu'elle fut discrète aussi, d'une manière apparente toutefois, les macules consécutives étaient toujours prononcées, après la cessation de la fièvre et la disparition de la turgescence cutanée.

Chez les enfants, et surtout pendant la deuxième enfance, les symptômes étaient plus accentués généralement en rapport avec l'intensité de l'éruption, qui était toujours bien prononcée chez eux et souvent très-confluente. — Lorsqu'on était appelé auprès d'un enfant atteint depuis quelques heures, on le trouvait couché sur le ventre, les yeux cachés contre son oreiller, presque toujours assoupi et avec une respiration gênée et un peu bruyante. — Quand on cherchait à l'examiner, il portait de suite les mains sur ses yeux. — S'il restait découvert, pendant quelques instants, il se plaignait du froid et se mettait à trembler. Le pouls était fréquent et la respiration très-accélérée, à 45, 50 mouvements par minute. — Il y avait des râles bronchiques, sibilants ou ronflants, disséminés dans la poitrine; — il n'existait pas de matité appréciable. — Une toux continuelle, sèche, douloureuse parfois, arrachait des cris aux malades, surtout aux petits enfants. — Les yeux, très-brillants au début, devenaient le siége d'un catarrhe bien intense, le deuxième jour et les jours suivants. — Un écoulement de larmes très-copieux en était un des principaux caractères. — Le coryza, l'éternument, un suintement séreux et abondant par les narines marchaient de pair avec l'ophtalmie. Enfin, le quatrième jour, plus habituellement, quelquefois le troisième et presque toujours pendant la deuxième moitié de la nuit, se montrait l'éruption que nous avons décrite. — Avec elle la toux devenait grasse et on observait des râles muqueux disséminés dans la poitrine et mélangés de ronchus. — La fièvre se soutenait encore pendant deux jours. — Quelquefois, à son début, quand elle était très-confluente, l'éruption imprimait un redoublement à la fièvre; mais c'était l'exception, car presque toujours la fièvre avait atteint son apogée à la sortie de l'exanthème et elle diminuait à partir de ce moment. Vers la période de délitescence, elle avait cessé. — Les tout petits enfants seuls en conservaient pendant quelques jours encore.

Ainsi, au neuvième ou dixième jour, tout symptôme de maladie avait disparu, à l'exception de la toux qui persistait plus longtemps dans les cas graves et chez les enfants. — Mais, pour les adultes, ils reprenaient toutes les allures de la santé, et nous avons été, plusieurs fois, obligé d'accorder leur sortie à des malades de notre service d'hôpital qui demandaient à rentrer dans leur famille, dès le huitième jour, soutenant qu'ils n'avaient plus de mal et qu'ils voulaient reprendre leur travail habituel.

Quelquefois les malades, pendant les premiers jours, avaient des vomissements de matière bilieuse verdâtre ; ces vomissements avaient lieu au jour qui précédait l'éruption..... Quelques uns avaient de la diarrhée avec ténesme ; parfois la diarrhée était séreuse ; d'autres fois, elle ressemblait aux selles des dyssentériques et était composée de glaires sanguinolentes très-abondantes... Cette espèce de dyssenterie s'observait plutôt chez les adultes que chez les enfants ; les vomissements, au contraire, étaient plus fréquents chez ces derniers.

L'expectoration, qualifiée par la présence des crachats nummulaires, manquait dans cette épidémie..... J'ai gardé dans mon service plusieurs adultes convalescents atteints du catarrhe de la rougeole, afin de bien en étudier les caractères spécifiques. Ce catarrhe accomplissait ses périodes comme une bronchite simple. Pendant sa durée et sa terminaison, je n'ai jamais vu apparaître les crachats particuliers auxquels je fais allusion...

Je n'ai rien observé dans la convalescence si
non un peu d'embarras gastro-intestinal et un
sentiment de plénitude du côté des voies digestives..... Parfois il se manifestait de la diarrhée,
principalement chez les enfants. —Cette diarrhée
exerçait plutôt une action salutaire. Elle s'arrê-
tait, spontanément, après un ou deux jours au
plus..... Il n'y avait rien de particulier dans les
urines, rien non plus à signaler du côté des
sueurs.

Article 2. — Complication.

§ 1er. — Fièvre catarrhale grave.

La fièvre catarrhale grave, la plus importante
des complications qui se développaient dans le
cours de cette épidémie, est, à mes yeux, le point
de départ de toutes les autres, qui en procèdent
comme des effets divers se rattachant à une cause
commune, et qui ne se montrent jamais qu'à sa
suite. C'est donc par elle qu'il convient de
commencer. — J'ai choisi cette dénomination de
fièvre catarrhale grave, parce qu'elle rend mieux
ma pensée et résume mieux que toute autre, la
variété des symptômes et des lésions qu'on
observait du côté des yeux, des fosses nasales, de
la gorge, du larynx, de la trachée, des bronches,
du poumon, etc., qu'on ne peut expliquer ni par
un catarrhe simple, ni par la bronchite, ni par
la pneumonie..... et cependant il y avait des
symptômes, isolés ou combinés, de ces affections
diverses que je considère comme une manifestation locale déterminée, une expression organique

2

de la maladie générale à laquelle je donne le nom
de fièvre catarrhale grave.

La fièvre catarrhale existait chez tous les malades ; mais parfois elle passait inaperçue. Ainsi,
dans tous les cas légers et dans beaucoup de
rougeoles confluentes mais régulières, cette fièvre
catarrhale d'une seule venue, qui débutait habituellement par un frisson initial unique ou par des
frissonnements légers alternant avec de la sueur ;
cette fièvre soutenue pendant trois jours et diminuant ensuite d'une manière sensible et progressive, à partir de la sortie des boutons, pour cesser
complétement au septième ou huitième jour, ne
constitue pas une complication.

Il n'en est pas de même de celle qui nous
occupe actuellement : au lieu d'être d'une seule
venue, elle paraissait sous forme intermittente ou
rémittente dès le début ; elle affectait une grande
inégalité, une grande irrégularité dans sa marche,
jusqu'à l'invasion de l'éruption ; puis, à partir de
ce moment, au lieu de diminuer, elle augmentait
au contraire, d'une manière inquiétante, et
l'éruption qu'on attendait comme un signal de
délivrance, n'était que le prélude de nouveaux
accidents. — La peau qui, jusque là, avait été
humide, se séchait ; le pouls perdait de son am-
pleur et de sa souplesse ; il devenait petit, serré
et augmentait de fréquence. — Le malade accu-
sait des douleurs dans la poitrine, non pas fixes
mais variables. — La toux devenait douloureuse
et les signes locaux d'appréciation séméiotique,
annonçaient, soit une laryngite inquiétante, soit

une bronchite générale ou capillaire, soit une pneumonie pseudo-lobaire, ou, plus souvent, lobulaire. Je noterai, seulement, à l'endroit de la pneumonie, que le râle crépitant d'invasion ne s'entendait pas: j'entends parler du râle crépitant type décrit par Laennec (1). Il était remplacé par un râle sous-crépitant ou muqueux, au niveau des points malades..... A sa suite, si la maladie n'était pas enrayée, se montrait du souffle tubaire et de la bronchophonie. — La percussion confirmait les aperçus sthétoscopiques et révélait une matité plus ou moins prononcée et plus ou moins étendue, correspondant aux parties malades des poumons.

Un autre symptôme de la pneumonie commune manquait encore: c'était l'expectoration des crachats rouillés. — J'ai eu occasion de suivre, attentivement, quelques vieillards et des adultes atteints de cette complication morbilleuse, et qui néanmoins n'ont jamais fourni ce cachet de l'expectoration pathognomonique dans la fluxion de poitrine.

La marche de cette fièvre était assez rapide, surtout chez les petits enfants où la terminaison en était, le plus souvent, mortelle (2). — Dans la deuxième enfance, au contraire, sa durée

(1) On a comparé ce râle au bruit résultant du froissement des cheveux. Rien à mon sens ne donne une idée plus exacte de ce bruit, que de la mousse de savon un peu épaisse et que l'on cherche à écraser dans un linge de mousseline..... J'espère même par cette petite expérience, démontrer la cause physique du bruit crépitant de la pneumonie.

(2) Elle est extrêmement pernicieuse aux enfants; e le en fait plus périr que la petite vérole même. (SYDENHAM — Médecine pratique).

était interminable; elle se prolongeait pendant
quarante, cinquante jours et au-delà ; quelquefois
pendant des mois entiers. — Chez les adultes,
elle dépassait rarement le trentième jour.

Observation n° 1.

ROUGEOLE ANOMALE. — COMPLICATION DE FIÈVRE
CATARRHALE GRAVE, PNEUMONIE LOBULAIRE AMBULANTE.

Julie P***, âgée de 7 ans et demi, est douée d'une
bonne constitution, d'un tempérament sanguin
lymphatique... Dans la soirée du 20 mars, elle est
prise de frissons et d'une fièvre assez intense... Elle
tousse presque continuellement... Elle craint la
lumière. La nuit est très-agitée... La toux devient
sèche, rauque, et imite la toux croupale. Le 21
mars, il y a un peu de calme... néanmoins, l'enfant garde le lit et ne demande pas à manger. . La
toux conserve sa fréquence, mais elle est moins
rauque... La fièvre continue, mais elle est assez
modérée, à 112 pulsations. — Le 22 mars, au soir,
il y a un redoublement de fièvre et plus d'accablement...La toux persiste, mais elle n'a plus le caractère croupal.—Le 23 mars, à l'entrée de la nuit,
se déclare un nouveau paroxysme. — Ces accès du
20, du 22, du 23, se ressemblent quant à l'intensité de la fièvre ; mais les deux derniers ne
sont pas annoncés par un frisson... La rougeole
régnant depuis quelque temps, j'annonce aux
parents que, probablement, l'éruption paraîtra le
lendemain ; c'était le quatrième jour après l'invasion de la maladie... Mais la journée du 24 se
passe sans incident nouveau... La petite malade
conserve toujours de la fièvre, mais il n'y a pas

de paroxysme. — Le 25, état stationnaire. — Cependant, l'enfant est moins accablée ; elle demande à se lever et à prendre des aliments..... L'éruption ne paraît pas davantage, ce jour là, ni le lendemain 26 où la malade dit qu'elle est mieux et reste levée une partie de la journée. — Le 27, il y a un autre frisson accompagné de fièvre. — Le 28, la fièvre n'a pas cessé ; elle est même un peu plus forte... Le soir, il y a un nouvel accès semblable à ceux du 22 et du 23. Enfin, le 29 mars, au matin, nous voyons apparaître la rougeole au visage. — Le 30, l'exanthème s'est propagé sur toute l'habitude extérieure et l'éruption est très-confluente. — La fièvre, au lieu de céder, a plutôt augmenté... La toux est plus pénible.. Néanmoins le pouls est plein, uniforme, et l'éruption présentant tous les caractères de la plus parfaite régularité, un aspect satisfaisant, pas de pourpre et un degré convenable de turgescence au visage, je ne porte aucun pronostic grave. — Le 31 mars, même état que la veille... l'éruption, seulement, pâlit un peu.

Le 1er avril, l'éruption a disparu, la fièvre est plus intense, la toux plus fréquente, l'oppression est extrême... Je compte jusqu'à 76 inspirations par minute ; le pouls dépasse 140 pulsations pendant le même intervalle... L'examen de la poitrine ne donne nulle part de la matité ; des râles sibilants, quelques crépitations muqueuses, du ronchus presque partout... Sur quelques points isolés, principalement au niveau de l'angle inférieur de l'omoplate droite, existe du râle sous-crépitant.....

Prescription. — Potion gommeuse avec addi-
tion de 0,20 centigrammes tartre stibié et 5
grammes de sirop de karabé, à prendre dans les
24 heures. — Les premières cuillerées sont re-
jetées par les vomissements ; les suivantes sont
supportées. — Dans la soirée, l'enfant paraît un
peu soulagée ; mais la nuit est aussi mauvaise que
la précédente. = 2 avril, au matin, même état que
la veille. — même médication. — La journée est
plus mauvaise ;... pendant la nuit, la fièvre devient
plus ardente..... l'enfant suffoque... On me fait
appeler à une heure du matin. La mère me
dit que sa fille a pris un accès de fièvre à 11
heures, qu'elle a eu d'abord un tremblement
avec frisson et claquement des dents, puis que
la fièvre a redoublé d'intensité..... L'état de la
poitrine reste le même. — Obscurité de la respiration... nulle part, l'expansion vésiculaire nor-
male. — râle sous-crépitant disséminé. — ronchus, râles sibilants. — Sonorité de la poitrine
incomplète, mais assez égale si l'on en excepte
la partie correspondante à l'angle inférieur de
l'omoplate, au côté droit. — Je fais administrer
une potion vomitive avec 1 gramme ipécacuanha,
0,03 centigrammes émétique, 30 grammes oxymel
scillitique, 30 grammes sirop de violette et 30
grammes infusion pectorale. — Après l'effet du
vomitif qui fut énergique et qui parut amener un
peu de détente, je fais placer deux vésicatoires
sur les côtés de la poitrine. — Le restant de la
nuit fut moins alarmant ; la journée du 3 avril,
il y eut une rémission légère ; je prescrivis un
un looch gommo-huileux, et des boissons muci-

lagineuses très-chaudes, en abondance. — 4 avril,
même état, même médication. — Pendant la nuit
du 4 au 5 avril, accès de fièvre comme au 2
avril, à peu de chose près aussi alarmant. —
Alors je prescrivis du sulfate de quinine, en fric-
tion sous les aisselles et en lavement. — Je continuai la médication des jours précédents. — Le 5
avril, au soir, nouveau paroxisme (malgré le
sulfate de quinine), suffocation excessive. Ces
frissons suivis de réaction et de redoublements
violents de fièvre, n'étaient-ils pas l'indice de
l'envahissement de nouveaux lobules pulmonaires
atteints par *une pneumonie à forme ambulante
et à marche progressive*?...

L'état de cette enfant paraît si grave, que les
personnes présentes pensent qu'elle est dans un
état d'agonie, et demandent si elle passera la
nuit. — Je fais envelopper les jambes avec du
coton imprégné de poudre diaphorétique et recou-
vert de toile cirée. — Je prescris une nouvelle
potion contro-stimulante, *ut suprà* ; mais je porte
la dose de l'émétique à 0,30 centigrammes. —
Bien que la médication quinique n'eut pas pré-
venu le retour de l'accès, j'en continuai l'usage.
— 6 avril, état stationnaire, même traitement.
— 7 avril, mêmes indications, mêmes moyens.
— 8 avril, peu de changement dans l'état de la
malade et dans la médication employée. — A
l'entrée de la nuit, paroxysme violent avec frisson et orthopnée; continuation du tartre stibié et
du sulfate de quinine aux mêmes doses. — Les
jours suivants, la position de notre petite malade
n'empira pas, mais elle ne présenta pas non plus

d'amélioration notable. Cependant il ne se manifesta pas de nouveaux accès. — Le sulfate de
quinine avait été supprimé le 10 avril ; le 12, je
cessai également l'usage du tartre stibié... — Il
avait été administré, pendant sept jours consé-
cutifs, sans provoquer aucun accident gastro-
intestinal, aucune éruption pustuleuse dans la
bouche, ni dans l'arrière-gorge... — L'émétique
fut alors remplacé par l'oxyde blanc d'antimoine,
à la dose de 3 grammes par jour, suspendu dans
un looch blanc. Enfin le 18 avril, la malade
offrant depuis deux ou trois jours un amendement
soutenu, j'en discontinuai l'usage.

Cependant la fièvre, quoique moins forte, continuait. Le pouls avait encore 115 pulsations... —
Il y avait de l'oppression, surtout, par intervalles,
par accès incomplets avec accélération subite et
passagère du pouls. — La toux persistait ; elle
était opiniâtre, saccadée, — mais sans expectoration. — Le sommeil était pénible, — la langue
chargée. — L'enfant ne reprenait point d'ap-
pétit. — Je fis administrer 20 grammes d'huile de
ricin qui procurèrent une purgation assez abondante ; puis je mis l'enfant à l'usage des boissons
miellées et adoucissantes, du sirop de mou de
veau associé au sirop de digitale ; j'appliquai un
petit vésicatoire au bras dont j'entretins la sup-
puration avec une pommade épispastique et
j'attendis. — A partir de ce moment, je ne crai-
gnais plus la mort, pendant l'état aigu de la
maladie... — Mais je la redoutais dans la menace
d'une fièvre lente tuberculeuse et d'une con-

somption inévitable. — Pourtant quelques jours se passèrent ainsi, sans aggravation ; puis tout à coup cette malade, qui depuis longtemps déjà, avait une toux grasse, mais sans expectoration, se mit à rendre, en abondance, un produit muqueux ressemblant à de l'albumine bien épaissie, et dans cette masse, quelques filaments blanchâtres, quelques fragments plus consistants et presque coag lés. — Cette évacuation critique qui ne ressemblait pas au pus, qui ne contenait pas de pus, qui n'avait aucune analogie avec une vomique, aucune similitude avec les crachats nummulaires, dura plusieurs jours, puis diminua progressivement, et alors la fièvre subit, de son côté, un grand changement et finit par disparaître insensiblement. — Je prescrivis le lait d'anesse, dès le 1er mai ; la petite fille marcha à la convalescence, recouvra, peu à peu, ses forces, et vers la fin de ce mois, elle était entièrement rétablie.

Cette observation est, sans contredit, une des plus importantes qu'il m'ait été donnée de suivre pendant le cours de l'épidémie, tant à cause de l'intensité de la maladie et de la gravité de l'affection, qu'à cause de sa terminaison. — Des observations analogues on en pourrait citer par centaines, mais bien rares étaient les cas de guérison. — Pendant la première enfance, presque tous les malades, ainsi frappés, succombaient, et la mort arrivait au galop ; on l'attribuait, soit à la bronchite capillaire, soit à la pneumonie. — Pendant la deuxième enfance, quelques malades doués d'une forte constitution et soumis à

un traitement convenable, recouvraient la santé ;
mais encore c'était l'exception. — Les moyens qui
présentaient le plus d'avantage, étaient les vomitifs, et, de préférence, l'émétique ; ils réussissaient
à la condition de provoquer des efforts nauséeux
énergiques et des vomissements copieux, laissant,
à leur suite, une résolution complète des forces
qui, presque toujours, coïncidait avec un amendement de l'état général. Il convenait de revenir
à l'emploi du vomitif tous les deux ou trois jours,
quelquefois toutes les vingt-quatre heures, et à
deux ou trois reprises différentes. — Après les
vomitifs, venaient les agents de la médication
contro-stimulante, principalement le tartre stibié,
quelques antimoniaux, la digitale et ses diverses
préparations ; — puis les vésicatoires appliqués
autour de la poitrine, les frictions révulsives, soit
avec l'huile de crotone, soit avec la pommade
d'Autenrieth. — On avait encore recours à des
sudorifiques qui, quelquefois, produisaient des
effets salutaires en provoquant d'abondantes
transpirations... — aux boissons mucilagineuses
bien chaudes et bues à fortes doses, aux applications de coton et de toile cirée sur les membres
inférieurs... — Les expectorants, le sirop de
scille, l'oxymel scillitique, le kermès, le polygala,
les tisanes miellées, en favorisant la sortie des
crachats, aidaient aussi au soulagement du
malade.

Enfin, on administrait le quinquina et le sulfate
de quinine comme toniques et comme antipé-
riodiques. Les redoublements, parfois réguliers

et à type déterminé, de la fièvre, semblaient
réclamer l'emploi de la quinine... — Cependant
on a vu dans l'observation que je viens de rapporter, que la répétition des accès déroutait
souvent toute périodicité, et on a jugé de l'inu-
tilité absolue des préparations quiniques. — Alors
même, et cela s'observait, que la fièvre reparais-
sait avec une certaine régularité, l'administration
la plus méthodique du sulfate de quinine n'obte-
nait pas plus de succès. — Il y avait là un génie
morbide lié à un état organique spécial qui de-
mandait une crise, qui cherchait une évacuation,
sollicitait une issue... tantôt par des jetées puru-
lentes à la périphérie ; tantôt par les urines ou les
sueurs ; quelquefois par les sécrétions pulmonaires
en donnant lieu à une phlegmorrhagie abondante.
Le succès de la médication tenait, généralement, à
l'attention que l'on avait de seconder ces crises,
par le vomissement, par la purgation ; par les
expectorants, les diurétiques; par les sudorifiques;
par les rubéfiants ou les suppuratifs sur la surface
cutanée, selon les circonstances.

§ II. — ECLAMPSIE.

De toutes les complications de la rougeole, la
plus terrible, si ce n'était pas la plus fréquente,
était l'éclampsie. Cet état convulsif était plus
commun pendant la première et la deuxième
enfance... — J'en ai observé un cas chez un
vieillard dont je rapporte l'observation. — Je n'ai
pas eu l'occasion de le rencontrer chez les adolescents et chez les adultes.

J'observerai, toutefois, que les convulsions se manifestaient pendant la première période de la maladie, c'est-à-dire avant l'éruption, et qu'alors elles étaient loin d'avoir la même gravité. Néanmoins, je ferai encore une remarque, à propos de cette restriction... — Quand la rougeole n'avait pas une marche régulière, que la fièvre d'invasion, soit par son caractère intermittent ou rémittent, soit par sa marche lente et prolongée, durait au-delà de quatre ou cinq jours, que l'éruption tardait à apparaître, alors les convulsions ajoutaient toujours à la gravité du pronostic ; mais elles n'étaient pas toujours mortelles... — Pendant la période d'état de l'éruption, au contraire, quand les convulsions survenaient, on pouvait prévoir et annoncer une terminaison funeste... — Je n'ai vu guérir aucun malade atteint de convulsions dans ces circonstances...

Les convulsions du début étaient habituellement légères et très-fugaces. — Elles se manifestaient au visage, quelquefois aux membres... Souvent ce n'étaient que des crampes prolongées et intermittentes ; à un degré plus élevé, des soubresauts dans les tendons, des spasmes dans les mains ou dans les poignets... Plus intenses, elles se montraient au visage sous forme de strabisme clonique, de grimaces, de mouvements choréiques au pourtour de l'orbite et de la bouche. — La durée de la convulsion ajoutait à sa gravité ; son instantanéité et surtout l'époque de son apparition au moment de la sortie de la rougeole, annonçaient son innocuité.

Pendant la période d'état, au contraire, j'ai dit que ces convulsions étaient toujours mortelles... C'est que toutes celles, en effet, que j'ai observées, se terminaient par la mort... Ce n'étaient plus alors des convulsions cloniques, mais des convulsions toniques. — Le strabisme fixe avec contraction de la pupille et immobilité du regard, la raideur des membres, parfois un véritable état tétanique, un accès qui jetait l'effroi parmi les assistants, et qui ressemblait à une attaque d'épilepsie.

L'observation suivante nous donnera une idée de cette complication, et nous fournira l'occasion d'entrer dans des détails plus circonstanciés.

Observation n° 2.

EXANTHÈME PRÉCÉDÉ DE FIÈVRE CATARRHALE IRRÉGU-
LIÈRE ET COMPLIQUÉE D'ÉCLAMPSIE.

Un vieillard, âgé de 73 ans, me fait appeler le 15 mars 1862, dans la soirée.

C'est un homme doué d'une très-forte constitution, d'un tempérament sanguin ; il est prédisposé aux congestions cérébrales ; il est aussi sujet à de fréquentes attaques de goutte.

Le 14 mars, à 4 heures de l'après-midi, il a ressenti un frisson assez intense; puis, il a éprouvé une douleur au côté droit ; il tousse avec difficulté. Il ne présente pas d'expectoration pathognomonique, pas non plus de caractères phlegmatiques ou sthétoscopiques significatifs d'une pneumonie régulière. — Le pouls s'élève à 100 pulsa-

tions par minute ; il est serré et vite. Le malade
accuse de la céphalalgie et de la pesanteur de
tête. Je fais placer un sinapisme sur le point dou-
loureux de la poitrine ; je fais promener de la
moutarde sur les membres inférieurs ; je prescris
un looch blanc additionné de 4 grammes d'oxyde
blanc d'antimoine et des boissons chaudes et
mucilagineuses

Le lendemain, à part un peu d'accablement,
le malade est dans un état satisfaisant ; diminution
légère dans la douleur de la poitrine et la céphalalgie ; même prescription.

Le 18 mars, nouveau frisson, redoublement
de la céphalalgie et du point de côté. — La percussion et l'auscultation ne dénotent rien de bien
significatif du côté de la poitrine ; il existe cependant un peu de ronchus et quelques bulles de râle
muqueux ; — mêmes médicaments. — En outre,
je fais placer 15 sangsues à l'anus, qui produisent
un certain soulagement.

Le 19 au matin, je fais prendre de l'huile de
ricin 60, 00 qui détermine une purgation abondante, et à la suite de laquelle le malade se trouve
mieux. — Cependant le soir, il est pris d'un nouveau frisson et obligé de se coucher en tremblant.
La répétition de ces frissons, le 16, le 18, le 19
m'engagent à donner du sulfate de quinine et
à faire garder le lit en permanence. — En outre,
je persiste dans l'emploi des boissons béchiques
et du looch antimonié, persuadé que j'avais à
faire à une fièvre catarrhale sans gravité, et qui
se jugerait, un peu plus tard, par une expectoration abondante. De son côté, le malade se sentait

plus dispos et croyait, de jour en jour, à une amélioration réelle... Le 24 mars au matin, il me dit qu'il se sentait plus fort, qu'il voulait se lever et, en se contentant du régime, cesser toute autre médication pendant un jour ou deux. — Venez me voir, après demain, me dit-il, vous me trouverez en parfaite convalescence : il ne se manifesta rien de particulier pendant la nuit suivante et pendant la journée du 25, — mais il eut un nouveau frisson pendant la nuit suivante... Le 26 mars, je revis mon malade à 8 heures du matin..; je ne trouvai rien de changé en comparant son état à celui de l'avant-veille. — Cependant cette persistance opiniâtre de frisssons, d'état catarrhal fébrile, me préoccupait. — Le moral de cet homme, d'un naturel gai, d'un caractère ouvert, doué d'une grande franchise, me frappait; par un contraste étrange, il était devenu sombre, concentré, inquiet et irrésolu ; — il luttait contre la pensée de la maladie, et il présentait néanmoins du côté de la tête un peu d'embarras, du côté du ventre, une certaine plénitude ; de la gêne dans la poitrine... une expectoration muqueuse mal déterminée parfois pointillée de sang... et de temps en temps, une douleur au côté droit ; — il conservait de la fréquence dans le pouls; il y avait de l'anorexie ; la langue était épaisse et saburrale... Je conseillai l'emploi des amers, la rhubarbe, en particulier;... enfin je témoignai aux parents une certaine inquiétude au sujet de ce malade. — Il fut convenu qu'un de mes confrères serait appelé en consultation ; mais le 27 mars, le malade se sentant moins fatigué, voulut attendre encore, et notre réunion n'eut lieu que le 28 mars.

Ajoutons que le 27 au soir, il y avait eu un frisson assez prolongé, et, à sa suite, une prostration des forces plus prononcée.... — Le confrère qui se joignit à moi, ne trouva rien de bien déterminé au point de vue du diagnostic ; — la langue était épaisse et saburrale... le teint était légèrement ictérisé... le ventre un peu rénitent.... il jugea utile de recourir aux applications émollientes, cataplasmes sur le ventre, — lavements émollients, — boissons mucilagineuses; mais il pensa aussi que la principale indication consistait dans l'emploi persistant du sulfate de quinine. — Au point de vue diagnostique il ne vit rien de bien déterminé. — Au point de vue pronostique, il ne jugea pas que le cas fût grave et qu'il y eût lieu de prévenir la famille dans ce sens.

Cependant le 31 mars, les symptômes thoraciques se réveillaient... Le point de côté reprend une nouvelle intensité, la respiration est plus gênée, — et un frisson a marqué la recrudescence de ces symptômes... — Mais le lendemain 1er avril, M. X... a observé des boutons sur ses poignets et sur ses mains..... En me voyant entrer dans sa chambre, il me dit : docteur je touche à ma guérison?... voilà la fin de ma maladie. J'examinai ces boutons en nombre variable, autour des poignets et sur les mains ; il y en avait une vingtaine environ..., il y en avait de semblables aux pieds et au niveau des malléoles...,

le malade avait les yeux larmoyants, il tous-
sait ; — je reconnus la rougeole, et dans la maladie
qui durait depuis le 14 mars, la fièvre catarrhale
d'invasion. — Mais la rougeole ne suivait pas sa
marche régulière. — D'abord, marche irrégulière
de la fièvre, puis éruption à rebours débutant par
les parties ordinairement atteintes les dernières. —
Ensuite quelques boutons avaient une coloration
violâtre, — enfin, la peau des pieds et des mains,
au lieu de présenter la turgescence de ces parties au
moment de la sortie de l'éruption, était, au contraire, relâchée et comme chagrinée.

L'éruption ne se montrait pas au visage ni sur
le tronc. Je fis appliquer du coton autour des
membres inférieurs.... donner en abondance des
boissons chaudes: infusions de tilleul et de violettes;
— je prescrivis à l'intérieur une potion avec de
l'acétate d'ammoniaque — 5 grammes. — Dans la
soirée du 1er avril, l'éruption se faisait avec peine,
mais elle se faisait... Le 2 avril au matin, on recon-
naissait la rougeole disséminée un peu partout,
mais atrophiée, incomplétement colorée, mal
fleurie, si je puis parler ainsi..... Toutefois je
pensais qu'en raison de l'âge, elle devait se présenter sous ces apparences, et je comptais bien
sur la guérison, — lorsqu'à 11 heures du matin,
on vint me chercher en toute hâte, en me disant
que le malade venait de prendre une attaque
d'apoplexie. Quand j'arrivai je trouvai mon malade en proie, non pas à une apoplexie, mais à un
formidable accès d'éclampsie ; il avait débuté par

un tremblement nerveux avec sensation de froid
qui avait duré quelques minutes....

Il y avait des secousses involontaires dans les
membres, des crampes, des convulsions partielles
cloniques dans les muscles du visage et des yeux...
puis après un quart-d'heure de ces alternatives,
les muscles du visage, de la région cervicale, du
tronc, des membres se roidirent, et le corps du
malade resta pendant quelques instants complétement tétanisé, les yeux fixes et privés de
mouvements, les mâchoires resserrées et per-
mettant avec peine le relâchement nécessaire à
l'articulation confuse de quelques paroles.... Le
malade conservait sa connaissance.... il souffrait
beaucoup. — La région précordiale était le siége
d'une douleur aiguë et agitée par des mouvements
tumultueux et désordonnés du cœur, appréciables
à la palpation. Le pouls était petit et dépressible.... L'éruption avait pâli partout ; les doigts
et les orteils étaient froids et couleur lie de vin,
les ongles bleuâtres.

Cet état dura près de vingt minutes; puis le
malade reprit insensiblement l'usage de ses
mouvements, et présenta progressivement la
physionomie mo billeuse qu'on obs rvait le matin;
il restait seulement un accablement insolite des
forces vitales et surtout une grande prostration
morale.

La nuit se passa comme celle de la veille et
l'on se flattait encore d'une terminaison favorable,
lorsque le 3 avril, à 8 heures du matin, le malade
fut saisi de nouveau par un accès semblable à

celui que nous venons de décrire... mais qui, au lieu de se terminer par résolution, se termina par la mort qui vint frapper le malade pendant la période tétanique.

Quand la première crise eut cessé, le malade resta sous l'empire d'une prostration des forces et, en même temps, d'une terreur indéfinissable, dominé par le danger auquel il venait d'échapper et dont le retour le glaçait d'épouvante. Il avait de la peine à parler autrement qu'à voix basse... Il me racontait que le symptôme prédominant avait consisté dans une oppression de la région thoracique avec étouffement et palpitations tumultueuses à la région du cœur, le tout accompagné d'un sentiment d'angoisse et de souffrance très-vive et ressemblant au cauchemar. Ensuite une douleur de tête atroce comme si on en eut arraché les os, et mêlée de vertige s'était emparé de lui.

Quelle était l'expression diagnostique de cet accident : sa valeur seméiatique réelle ?

Le malade était goutteux ; on pouvait soupçonner une manifestation de goutte interne ou viscérale.... Cette opinion fut émise et débattue.

On pouvait le considérer comme un accès pernicieux, et cette appréciation conduisit à l'administration d'une forte dose de sulfate de quinine dont le malade fut littéralement saturé.

Enfin, on pouvait admettre que la rougeole arrivée à un certain degré d'intensité, et cherchant à compléter son évolution, luttait contre les ressources dont l'organisme pouvait disposer, et celles-

ci faisant défaut en raison de l'âge, d'idiosyncrasie
ou de certaines conditions déterminées, il en résul-
tait cette complication formidable que nous dési-
gnons ici du nom d'éclampsie. — C'est à cette
dernière explication que je me suis arrêté.

L'ataxie présentant cette disposition aux accès,
se manifeste souvent pendant le cours des maladies graves où la forme nerveuse est prédominan-
te.. Je puis citer la fièvre typhoïde comme exemple
de ma pensée... et, dans cette occurrence, quel
rôle ne faisons-nous pas jouer à l'accès pernicieux; mais aussi, quelle vaine application nous
faisons de la médication antipériodique.

J'ai donc classé cette observation parmi celles
de la rougeole compliquée d'éclampsie. Bien que
la complication convulsive fût surtout fréquente
chez les enfants, elle est loin d'être bien rare
chez les vieillards, et on trouve plusieurs exemples pareils à celui que je viens de rapporter dans
une épidémie de rougeole observée par Pinel, en
1755, et considérée comme une complication de
la fièvre ataxique. — Cette complication, au dire
de Pinel, était constamment mortelle.

Quelles sont maintenant les réflexions *pronos-
tiques* que nous a suggérées l'observation que nous
venons de rapporter : c'est d'abord la gravité de
la rougeole survenant chez les personnes âgées,
mais la condition d'âge n'était pas la cause unique
de cette terminaison funeste, car nous avons eu
occasion de rencontrer cinq cas de rougeole chez des
individus âgés de plus de 60 ans, et le sujet de cette
observation est le seul qui ait succombé. L'irrégu-

larité de la fièvre catarrhale, de l'incubation de la maladie, est pour nous la condition dans laquelle le pronostic doit puiser ses principales sources d'appréciation.

§ III. — DYSSENTERIE MORBILLEUSE.

J'ai dit que la rougeole était assez souvent précédée de selles sanguinolentes survenant avec du ténesme et qui guérissaient spontanément. — Quelquefois, au contraire, cette dyssenterie produisait une complication des plus dangereuses comme on le verra par les deux observations suivantes:

Observation n° 3.

FIÈVRE CATARRHALE IRRÉGULIÈRE, ROUGEOLE COMPLIQUÉE DE DYSSENTERIE.

M. X..., charron, âgé de 23 ans, entre à l'Hôtel-Dieu, salle Saint-Joseph, n° 18, le 22 avril, avec des symptômes de fièvre catarrhale grave compliquée de dyssenterie. — Nous étions en pleine épidémie; la pensée de la rougeole vint immédiatement à mon esprit, et comme la maladie durait depuis 12 jours, j'attendais la manifestation éruptive d'un instant à l'autre. Elle se fit, en effet, le surlendemain, mais d'une manière discrète et sans amener aucun changement à la dyssenterie. Loin de là, celle-ci paraissait augmenter sensiblement à mesure que l'éruption s'accomplissait. — Le pouls était petit, mou, dépressible et offrait des intermittences ; le faciès était altéré. — Le malade avait des syncopes et des envies de vomir... — La

langue était épaisse et saburrale... — Je prescrivis
un vomitif avec 15 décigrammes d'ipécacuanha
et 0,05 centigrammes de tartre stibié ; le vomissement fut presque nul et le médicament produisit
une superpurgation sans amener à sa suite la plus
légère amélioration ; — Bien au contraire, la
diarrhée dyssentérique augmenta ; le malade
éprouva des frissons et tomba dans le délire ;
l'éruption s'effaça brusquement, et, malgré les
révulsifs, les stimulants diffusibles, les rubéfiants
de toute espèce, mon malheureux malade suc-
comba le septième jour de sa maladie.

A l'autopsie, je ne rencontrai rien du côté de
la tête, rien du côté de la poitrine, qu'un peu
d'injection de la muqueuse laryngo-bronchique,
et à partir de la trachée et des grosses bronches,
des taches ecchymotiques larges comme des len-
tilles, disséminées sur la membrane muqueuse au
nombre de quarante environ... — Quelques taches
pareilles se rencontraient dans l'œsophage, mais
en moins grand nombre. L'estomac ne m'offrit
rien de particulier ; mais l'intestin depuis le com-
mencement du duodenum jusqu'à la terminaison
du rectum, présentait la membrane muqueuse
d'un rouge cerise, intense, boursoufflée. — Cet
aspect était si tranché, qu'on aurait pu le comparer à une couche de gelée de groseille, ré-
pandue uniformément sur toute la longueur de
l'intestin ; — la surface en était légèrement
humide et tomenteuse. — Nulle part, il n'y avait
d'ulcération. — Cette disposition anatomique
ressemblait tout-à-fait à celle observée *au début*

des dyssenteries aiguëes et très-intenses. — Mais,
dans les dyssenteries régulières, jamais les désordres anatomiques ne se manifestent dans
l'intestin grêle ; — ils ne s'observent que dans le
gros intestin et sur une portion généralement
circonscrite de cet intestin ; jamais elle ne franchit
la valvule ilœo-cœcale, de même que les lésions
spéciales de la fièvre typhoïde qui arrivent en sens
inverse et qui proviennent de la partie inférieure
de l'intestin grêle, s'arrêtent, de leur côté, à ce
niveau qui sert de limite commune entre les deux
maladies.... — Dans le cas particulier qui nous
occupe, avons-nous eu affaire à une rougeole
intestinale, — à une métastase de la maladie
éruptive qui de la peau se serait rejetée sur la
muqueuse intestinale...? — ou bien la rougeole
pendant son cours, placerait-elle l'organisation
sous le coup d'une diathèse inflammatoire spéciale
que la moindre cause peut aggraver, et où l'in-
cendie se propagerait avec une intensité inouïe. —
En d'autres termes, les désordres anatomiques
que je viens de signaler, auraient-ils été le résultat
de la médication employée. — J'incline vers cette
dernière opinion, parce que deux fois, déjà, j'ai vu
l'ipécacuanha administré, dans des conditions
analogues, chez des sujets placés pendant la durée
des maladies générales dans des conditions de
prédispositions inflammatoires particulières que
je désigne sous le nom de diathèse. Dans ces
deux cas, la médication a déterminé des lésions
anatomo-pathologiques semblables à celles que je
viens de décrire, et chaque fois la mort en a
été la conséquence.

L'observation suivante, qui a avec celle-ci
une certaine analogie, m'a été communiquée
par M. le docteur Garin, mon collègue à
l'Hôtel-Dieu...

F. B***, boulanger, âgé de 27 ans environ,
entre à l'Hôtel-Dieu le 16 juillet, salle Saint-
André, n° 14, avec une rougeole à éruption générale complète. — L'éruption a commencé depuis
36 heures. — Le malade est en proie à une fièvre
intense ; il est tourmenté par une soif vive ; le
pouls est très-fréquent et dépasse 120 pulsations
à la minute. — Pas de troubles intellectuels. —
15 heures avant son entrée à l'hôpital, le
malade a pris un purgatif pour couper une
dyssenterie, et bien que la purgation n'ait pas
été prise en totalité, cependant les selles sont
moins fréquentes.... mais dans la journée, la
diarrhée reparaît avec des déjections sanglantes
très-abondantes ; puis le malade rend du sang
pur. — Le ventre est très-douloureux, les
vomissements se déclarent et le délire s'empare
du malade. Cependant l'éruption a disparu ; les
accidents augmentent.... Il survient un épistaxis
abondant, mais qui n'est que symptômatique et
n'amène aucun soulagement.... Le malade succombe au sixième jour de la maladie.

§ IV. — COMPLICATIONS DIVERSES.

Emphysème.... On a eu deux fois l'occasion de
rencontrer l'emphysème cellulaire, et chez deux
enfants ; tous les deux ont succombé à la suite de
cet accident, et après six et huit jours de sa durée.
L'emphysème commençait à se montrer au cou

qui grossissait à vue d'œil... la peau conservait
l'empreinte des doigts au moment de la pression,
et celle-ci produisait une crépitation particulière
ressemblant au pétillement que produit la flamme
des feuilles sèches de sapin ou de pin, au bruit du
râle crépitant, au froissement des cheveux entre
les doigts. Les deux malades avaient l'un 7 ans,
l'autre 10 ans. — Tous les deux étaient atteints de
fièvre catarrhale grave et de toux à forme convulsive ressemblant à la coqueluche. — Une rupture
des cellules pulmonaires produit d'abord l'infiltration de l'air dans le tissu cellulaire du poumon, et, de préférence, l'air s'infiltre dans les
parties où ce tissu cellulaire est plus lâche, plus
extensible le long des bronches, en suivant les
troncs des vaisseaux artériels et veineux... C'est
ce dont j'ai pu me convaincre en produisant arti-
ficiellement un épanchement d'air à l'aide d'un
soufflet par une ouverture que je pratiquais jusqu'à
un centimètre de profondeur dans un poumon ....
L'infiltration gagne insensiblement la racine des
bronches, détend le médiastin postérieur, suit
les côtés de la trachée, du larynx, arrive au cou
et gagne ensuite le tronc et les membres...Le
gonflement de la peau chez les malades atteint des
proportions monstrueuses. — Les malades avaient
le teint violacé, livide ; ils succombaient à
l'asphyxie.

EPISTAXIS.

On observait assez souvent l'épistaxis pendant
la durée de la rougeole ; généralement cet

accident était sans importance; il exerçait même
parfois une action salutaire en diminuant la fièvre..
Mais d'autrefois chez les enfants faibles et cachecti-
ques, il prenait des proportions dangereuses et néces-
sitait une médication active... générale et locale...
A l'intérieur, les préparations de quinquina, la limo-
nade sulfurique, le sirop de perchlorure de fer.
Localement, les injections d'eau vinaigrée, le
barbouillement des fosses nasales avec une solu-
tion de perchlorure de fer... J'ai eu plusieurs
fois à me louer de l'emploi d'un moyen bien
simple : l'introduction dans les narines d'un
fragment de glace, taillé en cône aux deux extrémités, et renflé à sa partie moyenne.

GANGRÈNE.

J'ai rencontré deux fois la gangrène chez deux
enfants âgés de 15 et de 18 mois. On a rapporté
également trois observations semblables à la
Société de Médecine. Tous ces enfants ont succombé après 24 ou 36 heures.

Observation n° 4.

FIÈVRE CATARRHALE GRAVE ET IRRÉGULIÈRE. TACHES RUBÉOLIQUES, POURPRÉES. — GANGRÈNE.

Une petite fille de 15 mois, non encore sevrée,
est prise de fièvre catarrhale avec accès de
suffocation. — Je la fais vomir avec de l'ipécacuanha; je fais pratiquer des frictions sur la
partie antérieure de la poitrine, avec de l'huile
de croton tiglium et je cesse toute autre médication.
La fièvre prodromique se prolonge jusqu'au

neuvième jour où l'éruption rubéolique commence
à se manifester... — J'observe sur le ventre quelques taches purpurines qui ne disparaissent pas à
la pression. — La fièvre est très-intense et accompagnée d'une grande prostration des forces....
Le deuxième jour, gonflement des glandes sous-
maxillaires surtout à gauche. — Tache violette sur
la joue correspondante... Le lendemain cette tache
s'est étendue et a noirci... Une tache noire et
gangreneuse existe sur les côtés du frein de la
langue ; elle est large comme une pièce de 5
francs.... Autour existe un empâtement et une
crépitation emphysémateuse... L'enfant succombe
dans la soirée.

Observation n° 5.

FIÈVRE CATARRHALE IRRÉGULIÈRE, ROUGEOLE COMPLIQUÉE D'ÉPISTAXIS ET DE GANGRÈNE.

Je suis appelé le **20** avril, dans la soirée,
auprès d'un petit garçon âgé de **18** mois. Il est
malade depuis **25** jours environ. L'éruption
morbilleuse a commencé à se montrer pendant
la nuit dernière. — Voici les détails qui me sont
transmis par les parents : — au retour d'une
visite dans sa famille, où la mère avait conduit
son fils et où se trouvaient deux autres enfants
atteints de la rougeole, notre petit malade fut
saisi des premiers symptômes de la maladie,
après vingt-quatre heures environ et commença par
être pris de lassitude, de somnolence ; — il refusait

la nourriture ; — il se plaignait du froid et trem-
blait par intervalle. — Cet état dura deux jours
environ, puis l'enfant se mit à éternuer, à tousser,
et les parents ne virent dans son état qu'un
simple rhume qui fut traité par des tisanes et
des sirops pectoraux. La marche de cette affection présenta des intermittences et des paroxys-
mes, des périodes d'amélioration et d'aggravation
successives... mais aucun médecin ne fut appelé.
— Enfin, l'apparition de la rougeole, et conjointe-
ment avec l'éruption, un redoublement insolite de
fièvre, de la torpeur, un épistaxis assez abondant,
inquiètent les parents. — On vint me chercher
en toute hâte pour arrêter l'hémorrhagie nasale.
— A notre arrivée, cette hémorrhagie avait cessé
et elle ne parut plus. — L'enfant avait perdu
environ 150 grammes de sang. Le pouls était
assez dur mais offrait quelques intermittences. —
La rougeole était confluente au visage et se
montrait sur le tronc et sur les membres, mais
bien discrète. — La partie antérieure du tronc
et les membres inférieurs présentaient des plaques purpurines violacées et des taches arrondies
de purpura hémorrhagique distinctes en ce sens
qu'elles ne formaient pas de saillie et qu'elles repré-
sentaient une forme géométrique exactement circu-
laire. La périphérie n'était nulle part frangée.
Cet enfant avait depuis trois jours une mouche de
Milan au bras droit ; on nous en montra la plaie qui
était très-enflammée et d'une nuance pourpre.
D'autre part, les ganglions de l'aisselle correspondante étaient engorgés et formaient une grappe du
volume d'un œuf de pigeon. — Un autre engorge-

ment existait derrière l'angle de la mâchoire droite
— Il était un peu plus volumineux que le précé-
dent. A son niveau existait une plaque de rougeole,
d'un rouge brun foncé tirant sur le noir. — En
outre, il y avait une infiltration suspecte du
tissu cellulaire cutané en rapport avec cette
tumeur ; il était tendu, rénitent, mais sans
crépitation. — Je crus reconnaître dans ces
caractères une menace de gangrène, et tout espoir
pour le rétablissement de cet enfant ne pouvait
reposer que sur une erreur de diagnostic. Je
comptais aussi sur le bénéfice de l'hémorrhagie
nasale, peut-être sur une autre crise. — Je fis
recouvrir les deux tumeurs de poudre mélangée
de camphre et de quinquina, et à l'intérieur une
médication tonique et antiseptique qui n'eut pas
le plus léger succès. — Le lendemain matin, une
tache gangreneuse de la couleur du charbon avait
effacé toute apparence de rougeole ; elle avait
gagné toute la région du maxillaire inférieur. —
La crépitation emphysémateuse existait tout
autour... — Des signes analogues se trouvaient
à l'aisselle · enfin la surface du vésicatoire était
couverte d'un ichor noirâtre mêlé de sang corrompu. — L'enfant succombait dans la matinée. —
Je n'accuserai certainement pas le vésicatoire de
cette complication fâcheuse. — J'admets une
cause générale idiosyncrasique, comme condition
indispensable ; d'autre part, le milieu hygiénique
exerce une influence, qui n'est pas douteuse, sur le
développement de la gangrène, dans le cours d'une
maladie : — ainsi pour la pourriture d'hôpital. —
Les deux enfants dont je viens de parler, habi-

taient des maisons humides et malsaines ; — ils
se trouvaient dans des rez-de-chaussée exposés
au nord. — On respirait autour d'eux un air
humide et corrompu. — Mais l'action du vésicatoire, dans certains cas, n'en est pas moins
mauvaise. — Ici il a donné un coup de fouet,
à coup sûr ; il a agi probablement comme cause
occasionnelle. — J'ai observé que les vésicatoires
présentaient de fréquents inconvénients pendant
la période éruptive ; que parfois leur action était
dangereuse. — La peau se trouve ici sous l'influence d'un orgasme spécial qu'il est prudent de
ménager.

PAROTIDES.

Un vieillard âgé de 68 ans, se trouvait à l'Hôtel-
Dieu depuis plusieurs mois, pour le traitement
d'un rhumatisme chronique. Il fut pris de la
rougeole dans le courant d'avril. — La fièvre
d'invasion présenta la forme irrégulière, avec type
catarrhal rémittent. Il y eut complication d'une
pleuro-pneumonie affectant les deux lobes
inférieurs du poumon droit, qui passa au deuxième
degré mais qui fort heureusement fut enrayée par
l'emploi de l'émétique à haute dose. — L'éruption
se déclara après la résolution de la pneumonie ;
elle fut confluente et, au moment de la déflo-
rescence, cet homme fut pris d'un gonflement
inflammatoire et simultané des deux parotides....
Ces deux glandes présentaient un volume considérable ; elles suppurèrent toutes les deux. Le
malade se rétablit complétement ; j'ai rencontré
la même complication quatre fois.... Mais chez

les autres malades, la fluxion s'est terminée par
résolution ; elle s'est déclarée chaque fois après
l'éruption. — Les sujets de nos observations
étaient des enfants de 5 à 6 ans.

Article 5.

DIVISION. — MARCHE. — TERMINAISON.

La division de cette maladie est toute tracée,
et elle découle naturellement des détails dans
lesquels je suis entré aux deux articles
pr. cédents.

Au point de vue de la description physique ou
de la nosographie, elle est discrète ou confluente.

A un point de vue plus pratique sous le rapport
symptômatique, elle est simple ou compliquée.

La rougeole simple est régulière dans sa
marche ; elle est toujours bénigne ; elle se termine
par la guérison.

La rougeole compliquée est toujours irrégulière
dans sa marche. — Ici, elle était souvent
maligne ; elle se terminait fréquemment par la
mort.

Cette rougeole compliquée se subdivisait, à
son tour, en rougeole anormale bénigne ou
maligne. — C'est ainsi que je désigne celle dont
la fièvre d'invasion au lieu d'avoir sa durée
déterminée de trois jours environ, se prolongeait
indéfiniment et se manifestait sous forme de
fièvre catarrhale rémittente, ou de fièvre catarrhale scindée, et se trouvait dans le premier cas
accompagnée d'accidents susceptibles de se

terminer par la guérison, et dans le second, au contraire, des complications presque toujours mortelles : telles, la gangrène, l'emphysème, l'éclampsie, etc.

Article 4. — PRONOSTIC.

Dans les cas de rougeole *simple* chez les adultes, le pronostic était toujours propice.... Chez les enfants, quand la rougeole était discrète, il était aussi favorable.... Quand, au contraire, la rougeole était confluente chez ces derniers ; quand un enfant mettait des dents, que la diarrhée apparaissait, le pronostic devait être plus réservé, et bien souvent, au plus fort de l'éruption, on voyait, soudainement, apparaître des accidents cérébraux qui emportaient le malade.

Dans la rougeole *compliquée,* le pronostic était subordonné à la gravité de la complication et à l'âge du malade. — Pour rappeler les deux complications les plus importantes sous le rapport de la fréquence : dans l'éclampsie, par exemple, le pronostic était très-grave, on pourrait dire mortel. — Quand à la fièvre catarrhale irrégulière, son pronostic très-grave chez les enfants à la mamelle, était moins inquiétant dans la deuxième enfance ; moins encore chez les vieillards ; enfin, plus rassurant chez les adultes qui résistaient facilement à cette complication.

Article 5.

DIAGNOSTIC. — CARACTÈRES ÉPIDÉMIQUES.

Deux circonstances remarquables par leur grande fréquence, je dirais presque par leur généralité, méritent d'être notées dans la relation de cette maladie et doivent en constituer les éléments, soit symptômes différentiels ou mieux encore les caractères épidémiques.

La première est l'irrégularité de la fièvre catarrhale. Au lieu d'avoir une limite fixe et déterminée, celle de quatre jours, avant la sortie de l'éruption qui est indiquée dans les traités classiques, cette fièvre prodromique avait une durée plus considérable et très-incertaine. Elle dépassait ordinairement huit jours, quelquefois elle se prolongeait jusqu'au quinzième, vingtième et vingt-cinquième jour. Les observations de ce genre étaient en si grand nombre qu'elles paraissent constituer un des caractères prédominants de l'affection qui nous occupe.

La deuxième observation est relative à la nature de l'expectoration. — Ici, la bronchite était accompagnée d'une toux convulsive. — Les malades n'expectoraient pas ou ne rendaient que quelques mucosités ; parfois une sérosité spumeuse plus ou moins abondante ; mais on ne voyait pas apparaître ces crachats nummulaires signalés par les auteurs, qui sont, à leur tour, pathognomoniques d'une rougeole en voie d'élimination et dont l'aspect inquiétant fait redouter, si souvent, l'invasion des tubercules pulmonaires. — Dans ma

4

pratique particulière en ville, comme dans les salles de l'Hôtel-Dieu, j'ai fait des recherches très-attentives à ce sujet, sans pouvoir retrouver les traces de cette sécrétion caractéristique. C'est une nouvelle particularité digne d'être rapportée dans l'histoire de notre épidémie.

Article 6. — ANATOMIE PATHOLOGIQUE.

Je rappelle à ce propos les détails qui sont contenus dans ma troisième et dans ma cinquième observation.

J'ajouterai que la peau présentait habituellement des traces d'injection capillaire assez prononcées, principalement dans le derme, dans le tissu réticulaire... Mais ce qui était frappant, que j'ai eu occasion de constater bien des fois, c'est la facilité avec laquelle se désagrégent les éléments de la peau. — Ainsi on détache l'épiderme comme si on l'avait fait macérer pour une étude anatomique. — Cette disposition est surtout prononcée chez les sujets qui ont succombé à la gangrène. Toutefois il ne faut pas s'attendre à retrouver les caractères physiques qui nous représentent l'éruption pendant la vie. Au moment de la mort, ils ont disparu complétement, et rien dans la dissection la plus attentive, ne saurait en faire soupçonner la préexistence.

Article 7. — STATISTIQUE.

Pour embrasser la statistique générale d'une épidémie, dans une ville aussi populeuse et aussi étendue que Saint-Etienne comptant plus de cent mille habitants répandus sur un périmètre très-considérable, renfermant beaucoup d'étrangers, une nombreuse population flottante, et arriver à des résultats complets et mathématiques, il m'eut fallu des éléments qui m'ont fait défaut.

Je ne puis donc en fait de statistique générale, fournir que des aperçus, des probabilités. — Mais à côté de ces données, je puis placer en regard des détails très-précis qui concernent non plus l'épidémie en masse, mais des fragments séparés et bien groupés étudiés isolément dans quelques établissements, tels que : pensionnats, hospices etc., où une population restreinte et bien connue, a subi les atteintes de la maladie et permis d'en étudier l'influence.

J'en donne ici les chiffres.

Hospice de la Charité.
Vieillards et Incurables :

Sur **245** hommes, **5** malades, **1** décès.
Sur **215** femmes, **4** malades, **0** décès.
Orphelins... Garçons **60**; malades **8**; décès **0**.
Orphelines.. Filles **55**; malades **12**; décès **2**.

Hôtel-Dieu.

Mouvement des malades traités pendant le courant de l'épidémie, **1327**; décès **87**.

Services fiévreux. Hommes — maladies diverses **700**; cas de rougeole **23**; décès **5**. = Femmes — maladies diverses **200**; rougeole **16**; décès **1**.

Etablissements particuliers.

Un pensionnat de demoiselles, **70** élèves; **22** malades, pas de décès.

Un pensionnat de jeunes gens, 75 élèves; 19 malades, pas de décès.

Une providence de jeunes gens de 8 à 18 ans, 60 sujets; 17 malades; décès 0.

Une providence de jeunes filles, 40 sujets; 17 malades; décès 1.

APPRÉCIATION GÉNÉRALE.

Dénombrement des personnes atteintes, 1070; décès 100. — Adultes décédés 10; enfants 80 (chiffre approximatif).

Article 8. — TRAITEMENT.

Dans la rougeole régulière, le traitement était simple, facile et tout tracé. — Le repos au lit, l'usage de boissons chaudes et mucilagineuses, l'infusion de violette, celle des fleurs pectorales, des solutions de sirop béchique, un régime convenable suffisaient ordinairement : c'était un traitement exclusivement hygiénique. — Quand la toux était opiniâtre, on avait recours à des potions ou mélanges calmants, à l'usage de l'extrait thébaïque, du sirop de codéine, aux loochs huileux.... quelquefois à des vomitifs qui produisaient une détente très-salutaire.

Pendant la durée de l'éruption, il fallait apporter un soin tout particulier à préserver les malades des moindres causes de refroidissement. — Le repos au lit était de toute nécessité, et l'inobservance de cette précaution provoquait la rétrocession de l'éruption, surtout chez les enfants. Cet accident ne tardait pas à provoquer chez eux

dés bronchites capillaires, des pneumonies lobu-
laires très-souvent mortelles.

Après la desquamation de l'éruption, les malades étaient souvent atteints d'embarras gastriques, de fatigue d'estomac, de dérangements
intestinaux. L'usage des purgatifs doux était alors
très-avantageux ; l'huile de ricin, la manne con-
venaient de préférence ; quelquefois, il suffisait
de donner, pendant quelques jours de suite, la
magnésie à dose apéritive, le matin à jeun.

Pendant la convalescence, la toux était le seul
symptôme qui continuait à réclamer une médication spéciale. Les diverses préparations d'aconit
et de belladone, les vésicatoires au bras, les
frictions sur la poitrine, soit avec l'huile de
croton, soit avec la pommade stibiée, étaient
les moyens auxquels il fallait accorder la préférence... Quelquefois il était nécessaire de revenir
à des purgatifs huileux ou à de légers vomitifs,
quand il y avait influence d'embarras gastriques.
— Enfin, le lait d'ânesse constituait un des
auxiliaires les plus précieux du traitement.

Dans les cas graves, la saignée, le tartre stibié à
haute dose et la médication contro-stimulante, en
général, étaient les moyens héroïques du traitement. — Le tartre stibié et les contro-stimulants
trouvaient leur indication dans les complications
bronchiques et pulmonaires. La saignée rencontrait
ses applications dans les rougeoles accompagnées de
congestions actives, dans la dyssenterie, dans l'é-
clampsie. J'ai dit plus haut que l'éclampsie survenant pendant la période d'état, était toujours

mortelle. J'observerai à ce propos que l'éclampsie coïncidait, le plus souvent, avec des rougeoles très-confluentes ; que celles-ci ne subissaient pas de métastases par le fait des convulsions ; que, loin de là, elles étaient symptômatiques d'une éruption plus violente, d'un état hyperhémique spécial. C'est cette confluence, cette hyperhémie spéciale, cette congestion pléthorique générale, si l'on veut, que je considère comme la cause de nombreuses complications.... J'ai pu constater l'efficacité de la saignée chez plusieurs adultes, dans des rougeoles avec dyssenterie. Dans un cas d'éruption très-confluente accompagnée de délire, le sujet âgé de 18 ans, fut saigné copieusement. L'évacuation sanguine fit cesser le délire, et la rougeole marcha régulièrement vers la guérison. Tout me porte à croire que ce sujet fut préservé des convulsions, et que la saignée exerçait une influence heureuse dans l'éclampsie. La répugnance inspirée aux parents, à la proposition de cette opération, l'indocilité des enfants, le refus obstiné des familles, m'ont empêché d'y avoir recours à différentes reprises ; mais, dans des occasions analogues, je n'hésiterai pas à conseiller l'emploi de ce moyen. Dans ma conviction, j'arriverai, je l'espère, à en démontrer expérimentalement la grande utilité.

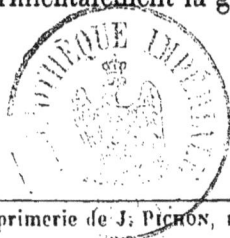

Saint-Etienne, imprimerie de J. Pichon, rue Brossard, 9.

www.ingramcontent.com/pod-product-compliance
Lightning Source LLC
Chambersburg PA
CBHW050536210326
41520CB00012B/2602